Der Intervallfasten Ratgeber:

Effektiv, gesund und schnell durch intermittierendes Fasten abnehmen und Fett verbrennen, um den Stoffwechsel zu beschleunigen und endlich zuckerfrei leben zu können!

Christoph Friedrich

"Die Fastenzeiten sind Teil meines
Wesens. Ich kann auf sie
ebensowenig verzichten wie auf meine
Augen. Was die Augen für die äußere
Welt sind, das ist das Fasten für die
innere."

- Mahatma Gandhi

Haftungsausschluss

Inhaltsverzeichnis

Vorwort

In den letzten Jahrzehnten gab es immer mal wieder verschiedene Trends, bei denen dem Menschen trotz stressigem Arbeitsalltag, familiären Verpflichtungen und zeitraubenden Hobbys nahezu ohne Probleme das Abnehmen erleichtert werden sollte. Leider wiesen viele dieser Methoden den Nachteil des „Jo-Jo-Effektes" auf, erforderten viel Disziplin und Durchhaltevermögen oder waren von der Nährstoffverteilung alles andere als optimal. Über Jahrhunderte hinweg, oft religiös bedingt, hat sich dennoch schon immer das Fasten als „Kur des Körpers" etabliert. Der **Begriff des Fastens** beschreibt im Grunde einen Prozess der völligen oder nur teilweisen Enthaltung von bestimmten Speisen, Getränken und Genussmitteln über einen bestimmten Zeitraum hinweg.

Nun wurde dieses Verfahren in einer seiner Abwandlungen verfeinert: Der neueste Trend nennt sich **„Intervallfasten"** und ist ein sehr ausgereifter, einfach umzusetzender und leicht in den Alltag integrierbarer Weg, um das eigene Körpergewicht zu reduzieren und sich allgemein besser und fitter zu fühlen. Prominente Vorreiter probierten die Methoden und berichteten von ihren dabei gemachten Erfahrungen. Beispielsweise hat **Eckert von Hirschhausen** ganze zehn Kilo mit der Methode abgespeckt. Er beschreibt das Intervallfasten auch nicht als klassische Diät, sondern als „eine andere Art zu essen". Interessant bei seinen Aussagen ist vor allem, dass er selbst Mediziner ist – und man davon ausgehen kann, dass er wohl weiß, was gut für seinen Körper ist.

Und nicht nur er scheint von **den Vorteilen** überzeugt: Scrollt man durch seinen Instagram-Feed, gibt es genügend Beispiele für gesunde, ausgewogene Ernährung und Gewichtsverlust. Und: Auch das Fasten erhält immer mehr Präsenz und Aufmerksamkeit. Viele YouTuber berichten auf ihren Kanälen von ihren Erfahrungen mit dem Fasten zu bestimmten Zeiten, viele Magazine berichten und auch Ärzte raten ihren Patienten diese Form der Ernährungsumstellung. **Das Tolle dabei: ohne Jo-Jo-Effekt effektiv ohne Hungern abzunehmen!**

Das **Fasten als religiöses Ritual** war nicht im Juden- und Christentum bekannt, auch der Islam zelebriert bis heute noch den Ramadan. Die geschichtlich wohl am längsten bekannte Form der Ernährungsumstellung scheint also tatsächlich alles anderes als verkehrt zu sein. Welche Vorteile nun genau das Intervallfasten mit sich bringt, können Sie nun in diesem Buch lesen – ich freue mich darüber, dass Sie mit mir gemeinsam in die spannende Welt dieses Rituals abtauchen möchten. Wir schauen uns gemeinsam an, was genau Intervallfasten ist, wie es funktioniert und wie wir es in unseren Alltag integrieren können, ohne heillos überfordert zu sein. Dennoch werfen wir trotz aller Euphorie ebenfalls einen Blick auf die Risiken und Nachteile – lernen aber zeitgleich, wie unser Körper eigentlich im Fettverbrennungsprozess funktioniert.

1. Was ist Intervallfasten?

Im Zuge der neuesten Trends der Ernährungsmedizin haben sich nun **die Methoden des Intervallfastens** etabliert. Verschiedene Studien belegen, dass es mit dem Intervallfasten möglich ist, gesund und effektiv abzunehmen und sein Körpergewicht zu halten – dies hat sogar langfristige Vorteile, beispielsweise schützt das Intervallfasten vor Diabetes (Typ 2) und könnte sogar positiv eine Krebstherapie unterstützen.

Im Gegenzug zum „normalen" Fasten, bei dem in der Regel mehrere Tage gänzlich auf jegliche Zufuhr von Nahrung und Getränken verzichtet wird, fastet man bei dieser Methode nur in bestimmten Zeiträumen, den Intervallen. Die restlichen Stunden außerhalb dieses Zeitraums darf ganz normal gegessen werden. **Das hat vor allen Dingen den positiven Effekt, der sonst bei anderen zu strengen Diäten ausbleibt:** Die Teilnehmer bleiben länger am Ball und sind aufgrund der Absenkung der Kalorienzufuhr nicht so schnell demotiviert.

Ganz egal welche Methode man sich nun zunutze macht, der Fastenkur werden allgemeine **viele heilsame Erfahrungen und Effekte** zugesprochen. Das interessanteste Thema ist dabei für die meisten Fasteninteressierten sicherlich die Reduzierung des Körpergewichtes. Dennoch sollte das Fasten erst einmal als vorsichtiger Einstieg in die Änderungen des Essverhaltens interpretiert werden, nicht als langfristige Methode der Ernährung. Denn das ist gefährlich: Neben der Reduzierung von Muskelmasse verliert der menschliche Körper vor allen Dingen Wasser, so die Deutsche Gesellschaft für Ernährung e. V. Dennoch bestehen genügend **Vorteile des Intervallfastens:** Auch wenn es zu dieser Aussage noch keine fundierten wissenschaftlichen Erkenntnisse gibt, scheint sich der

Nahrungsverzicht positiv auf die Stimmung auszuwirken. Viele Fasten-Begeisterte berichteten zumindest, dass sie sich fitter, leichter und wacher fühlten, seitdem sie den Verzicht übten. Ebenso soll die Konzentrationsfähigkeit eine deutliche positive Verbesserung erfahren. **Somit scheint es, als hätte Fasten eine positive Auswirkung sowohl auf das eigene Köperbefinden als auch auf die menschliche Psyche.**

Zudem scheint es beim Intervallfasten üblich zu sein, dass das **Körperfett** im Gegensatz zu anderen Diäten im Verhältnis **schneller verloren** wird – und das **sogar nachweislich ohne Jo-Jo-Effekt.** Während des Fastenintervalls greift der Körper auf die vorhandenen Fettreserven zu, um sich die Energie zu beschaffen, die er benötigt. Wird diese Fastenzeit dann mit der nächsten Nahrungszufuhr unterbrochen, stoppt ebenso die Fettverbrennung. **Eine Studie des amerikanischen Beltsville Human Nutrition Research Centers** scheint diese Erkenntnisse auch **wissenschaftlich zu bestätigen.** Hierbei stellten die Forscher schnell fest, dass das Körpergewicht bei Probanden bei einer zeitlich begrenzten Nahrungsaufnahme von nur acht Stunden schneller und besser nach unten veränderte als bei den Studienteilnehmern, die die gleiche Menge Kalorien über den Tag verteilt zu sich nahmen. **Geheimtipp:** Sport auf nüchternen Magen kurbelt die Fettverbrennung noch einmal zusätzlich an.

2. Methoden des Intervallfastens

Auch wenn zwischen den Intervallen relativ „normal" gegessen werden darf, gilt es hier, nicht zu übertreiben. Schließlich geht es nicht darum, zwischen zwei Fastenphasen bedingungslos zu schlemmen, sondern bewusst Verzicht zu üben und auf eine ausgewogene Ernährung zu achten. In der **direkten, akuten, Fastenperiode sollte dabei zusätzlich auf jegliche Formen des Essens und Trinken verzichtet werden** – und das absolut. Nahrungsaufnahmen, die mit einer Stoffwechselantwort einhergehen, können die Wirkung des Fastens fast vollständig beeinträchtigen. Aufpassen: Auch unscheinbare Kleinigkeiten wie Milch oder etwas Süßstoff gelten – die Menge ist hierbei nicht ausschlaggebend. Erlaubt sind hingegen bei allen Methoden ungesüßte Getränke – wie beispielsweise Tee oder Wasser, fettige, zuckerreiche und sehr stark gesalzene Speisen sind sowohl in der Fasten- als auch in den Essensphasen absolut tabu.

Als besonders wirksam haben sich dabei drei Wege erwiesen:

1. **Die 16:8 Methode**

   Hierbei wird die Nachtruhe mit dem Schlaf genutzt, den längsten Verzichtszeitraum zu überbrücken. Über Nacht wird 16 Stunden mit der Nahrungszufuhr pausiert, tagsüber werden innerhalb von 8 Stunden zwei Mahlzeit zu sich genommen.

2. **Wöchentliche Fastentage (5:2 Methode)**

   Fünf Tage innerhalb einer Woche wird regelmäßig und normal gegessen, an zwei Tagen der Woche fast überhaupt nichts.

3. Alternativ gibt es noch die Methode des **alternierenden Fastens**: hierbei wird jeden zweiten Tag gefastet.

Vielleicht müssen Sie trotz aller hier verfügbaren Theorie selbst für sich im Praxistest herausfinden, welche der Methoden für Sie am geeignetsten ist. Sollten Sie unsicher sein, zögern Sie nicht, auch Ihren Hausarzt um Rat zu fragen. Bestimmt kann er Ihnen dabei helfen, eine für Sie gute Methode zu finden.

Übrigens: Das Intervallfasten kann die sogenannte **Autophagozytose** aktivieren – so wird die **Selbstreinigungskraft** des menschlichen Körpers genannt. Jede einzelne Zelle besitzt die Fähigkeit, angefallene Schlacken selbst „zu entsorgen". Funktioniert die Autophagozytose einwandfrei, ist es theoretisch nicht mehr möglich, krank zu werden.

2.1. Die 16:8-Methode

Bei diesem Vorgehen wird die **tägliche Nahrungsaufnahme auf acht Stunden täglich begrenzt.** Es gibt also ein Zeitfenster, in dem alle drei wichtigen Mahlzeiten (Frühstück, Mittag- und Abendessen) stattfinden sollten. Während der 16-stündigen Fastenphase bekommt der Körper Ruhe. Innerhalb dieser Stunden darf keinerlei Kalorienart zugeführt werden, da sonst der Insulinspiegel steigt und so die Fettverbrennung gestoppt wird. Erlaubt sind jedoch Wasser (ein sehr wichtiges Produkt in dieser Zeit), schwarzer Kaffee ohne Milch und Zucker, Tees oder auch klare Knochen- oder Gemüsebrühen. Säfte, Shakes, Softdrinks, Light Produkte und Milchkaffee sind unbedingt zu vermeiden.

Unabdingbar wichtig ist bei dieser Methode, dass zwischen letzter und der nächsten ersten Mahlzeit **mindestens 16 Stunden** Fastenzeit vergehen. **Der Vorteil:** Sie können während der 16-stündigen Fastenzeit 8 Stunden Schlaf integrieren und fasten somit effektiv nur 8 Stunden bei vollem Bewusstsein. Experten sprechen hierbei auch von der 8:8-Methode, weil der Schlaf keine bewusste Wachphase darstellt.

Ebenso **flexibel** lässt sich das Prinzip anpassen: Ist am Wochenende beispielsweise gegen 10 Uhr ein Brunch mit den Freunden geplant, lässt sich die Fastenphase einfach anpassen, selbst man sie sonst erst um 12 Uhr gegessen hat. Man nimmt am vorherigen Tag die letzte Mahlzeit einfach zwei Stunden früher ein und kommt so wieder auf 16 Stunden Fastenzeit. Somit kann die Methode sehr leicht in jeden individuellen Alltag integriert werden, was einen der größten Vorteile darstellt.

Ein weiterer Vorteil ist, dass **der Einstieg in das Programm** erst einmal keinem strikten Plan unterliegt. Theoretisch könnten Sie augenblicklich mit der 16:8-Methode beginnen. Jedoch ist zu beachten, dass die Umstellung zunächst ein wenig Stress für den Körper bedeuten kann – dies ist aber nicht schlimm, sondern bei so gut wie allen Umstellungen der Ernährung der Fall. Schließlich bekam Ihr Körper bislang zu der Zeit die Kohlenhydrate, in der er sie benötigte.

Vorsicht: Sollten Symptome wie Kopfschmerzen, Müdigkeit, Heißhungerattacken oder leichte Reizbarkeit auftauchen, dann könnten das **Anzeichen einer Unterzuckerung** sein. Diese Symptome einer Unterzuckerung werden dadurch ausgelöst, dass der Körper unter Stress versucht, alternative Energiereserven zu mobilisieren.

Daher gilt es, den **Einstieg ein wenig zu planen.** Eine gute Möglichkeit besteht darin, sich auf die drei wesentlichen Mahlzeiten des Tages zu beschränken und dabei alle Zwischensnacks wegzulassen. Verteilen Sie die Mahlzeiten zwischen 8 und 20 Uhr und schauen Sie, wie Sie damit zurechtkommen. Funktioniert es gut, können Sie die Fastenzeit zunächst auf 14 und dann auf 16 Stunden dehnen, womit Sie dann vollständig nach der 16:8-Methode leben.

2.2. Die 5:2-Methode

Bei dieser Methode verlängert sich nun im Gegensatz zur 16:8-Methode die Essensperiode: An **fünf von sieben Tagen** darf man essen, worauf man Lust hat – an den **zwei anderen Tagen** hingegen ist Fasten angesagt. Die beiden Fastentage können dabei beliebig gewählt werden, aber: Optimal sind **zwei fest definierte Tage,** damit sich der Körper an die Ernährungsumstellung gewöhnen und eine Routine entwickeln kann.

Aber: Auch hier ist natürlich ein bisschen **Flexibilität** angesagt. Selbstverständlich lässt sich ein Fastentag auch einmal schieben oder tauschen, falls der runde Geburtstag der Schwiegermutter oder die Hochzeit des Bruders ansteht. Ebenso ist das Durchhaltevermögen des ungeübten Fasters hier nicht ganz so stark im Fokus: Der Verzicht auf gewohnte Leckereien wird schließlich nur an zwei Tagen der Woche praktiziert. Somit steht auch **kein großes Kalorienzählen** auf dem Programm – nur an den zwei Fastentagen sollte die Kalorienaufnahme bei Frauen auf maximal 500 kcal, bei Männern auf maximal 600 kcal täglich begrenzt werden. Und auch diese Methode führt dazu, dass die verminderte Kalorienzufuhr auf die gesamte Woche gesehen die Fettpolster in beeindruckende Gefahr bringt. **Tipp: die Fastentage nicht direkt hintereinander legen bringt größere Erfolge mit sich.**

Dennoch, damit diese Methode effektiv und positiv vonstatten geht, sollte unbedingt darauf geachtet werden, an den fünf Tagen „Vollgas" auf **eine gesunde und ausgewogene Ernährung** zu geben. Seien Sie ehrlich zu sich selbst – aber essen Sie sich auf jeden Fall satt. Verzichten Sie auf „tote Kalorien" aus der Fritteuse, sonst gefährden Sie ihr Wochenziel. Gute Produkte sind beispielsweise sättigende Zutaten wie Bohnen, ballaststoffreiches Gemüse und Vollkornprodukte. Nüsse sind zudem zwar sehr gesund, haben aber auch einen beachtlichen Kalorienanteil. Auf kohlenhydrathaltige Lebensmittel, Weizenprodukte und Backwaren gilt es zu verzichten.

Auch bei dieser Methode gilt zudem: Bevor sich der Körper an das Fasten gewöhnt hat, kann es zu **„Nebeneffekten" wie Müdigkeit und Gereiztheit** kommen. Heißhungerattacken an Fastentagen sind zudem auch nicht wirklich unüblich. Dennoch fällt es den meisten Menschen, die Erfahrungsberichte zu der 5:2-Methode veröffentlicht haben, deutlich leichter, da die Aussicht auf den nächsten Tag den einen Fastentag „erträglicher" gemacht hat. Sorgen Sie vor und knabbern Sie bei Heißhunger doch einfach eine Handvoll Karottenscheiben.

Planen Sie hier auch hier genau! Eine gute Vorbereitung ist die halbe Miete für ein erfolgreiches Durchhalten. Und denken Sie einmal daran: Möchten Sie die Methode für vier Wochen probieren, haben Sie nur acht Fastentage und 20 „normale" Tage. Das klingt zumindest nach einer machbaren Hürde auf dem Weg zum erfolgreichen Gewichtsverlust – und klingt nicht unbedingt nach Folter.

2.3. Alternierendes Fasten

Beim **alternierenden Fasten** ist anhand Expertenmeinungen ein großes Maß an Disziplin gefragt. Das Prinzip funktioniert wie folgt: Einen Tag wird normal gegessen, am darauffolgenden Tag gefastet, dann folgt wieder ein Tag mit normalem Essverhalten, dann wieder ein Tag Diät. Dieser Wechsel bringt den Stoffwechsel zwar enorm in Schwung und bietet auch enorme nachhaltige Effekte beim Gewichtsverlust, ist aber auf Dauer auch sehr anstrengend.

„Alternieren" bedeutet übrigens schlichtweg „abwechseln". Diese Abwechslung ist jedoch für den Körper höchst anspruchsvoll, da der Stoffwechsel jeden zweiten Tag erneut heruntergefahren wird. Daher ist diese Methode eher für geübte Fasten-Experten zu empfehlen, die zuvor schon einmal eine der beiden anderen Methoden erfolgreich absolviert haben.

Dennoch, wer diese Methode „durchzieht", kann von **mehreren Vorteilen** profitieren: Dem Körper werden nur kurzfristig Nährstoffe entzogen, deren Speicher schon am darauffolgenden Tag wieder aufgefüllt werden. Somit schränkt sich der Fastenteilnehmer auch nur „die Hälfte der Zeit" ein – dennoch, auf einen Monat gerechnet ist dies schon eine erhebliche Zeitspanne. Und wissenschaftlich gesehen ist **diese Methode die effektivste** beim Intervallfasten: Verschiedenste Studien zeigten, dass alternierendes Fasten bei übergewichtigen und adipösen Studienteilnehmern zu einer Gewichtsreduktion von 3 bis 8 Prozent innerhalb eines Zeitraums von 2 bis 12 Wochen führte. Ebenfalls sei diese Ernährungsform bei **Personen mittleren Alters** besonders effektiv. Erfreulich war die Erkenntnis, dass vor allem das gefährliche Bauchfett um ein erhebliches Maß reduziert werden konnte und ebenso bestimmte

Entzündungsmarker bei adipösen Studienteilnehmern verringert wurden.

Aber auch bei dieser Form gilt selbstverständlich: Die Fastenkur mit einhergehender Gewichtsabnahme kann nur dann funktionieren, wenn auf eine gesunde und ausgewogene Ernährung geachtet wird. Wenn an den normalen Tagen Junkfood und andere kalorienreiche Mahlzeiten verspeist werden, ist der tollste Abnehmeffekt dahin.

3. Intervallfasten für Berufstätige und Frauen

Es ist kein großes Geheimnis, dass sich der Alltag in den letzten Jahrzehnten unverhältnismäßig verändert hat. Den stressigen Arbeitsalltag mitsamt Freizeitstress unter einen Hut zu bekommen und dabei auch noch Zeit für die Familie zu haben, ist in unserer Evolution eigentlich nicht vorgesehen gewesen. Verständlich, dass wir für manche Dinge nur die notwendigste Zeit aufbringen – doch leider scheint eine bewusste und gesunde Ernährung auch dazuzugehören. Somit wäre es doch sehr verlockend, die Methoden des Intervallfastens ganz simpel in unseren Alltag integrieren zu können – doch wie setzt man das effektiv um?

Eine Sache haben alle zuvor genannten Methoden gemeinsam: Sie können **relativ flexibel** in unseren Alltag integriert werden. Wenn wir ein wenig planen, können wir die Essenszeiten und Fastenphasen genauso in unseren Arbeitsablauf integrieren wie eine normale Diät.

Dennoch gibt es hier **ein paar Einschränkungen:** Wenn Sie einen körperlich sehr anstrengenden Job haben, empfiehlt es sich nicht, Ihre Fastentage auf den anstrengenden Tag zu legen, wo Sie mehrere Mauern auf der Baustelle verputzen müssen. Denn bei körperlicher harter Arbeit benötigen Sie vor allem eines: **Energie.** Nutzen Sie hier die 5:2-Methode und legen Sie ihre Fastentage auf das Wochenende und einen weniger anstrengenden Tag, haben Sie dennoch flexibel agiert und können Ihr Ziel erreichen.

Gehen Sie einer Tätigkeit im Büro nach, können Sie tatsächlich viel flexibler agieren. Schauen Sie, dass Sie sich an Fastentagen nicht allzu viel vornehmen und gönnen Sie sich mehr **Ruhezeiten**, da Sie an diesen

Tagen auf „Sparflamme" laufen. Dennoch lässt sich hier bei optimaler Planung auch die Nahrungsaufnahme einfach gestalten: An den Tagen, an denen Sie essen dürfen, gestalten Sie Ihren Plan mit den Nahrungsmitteln, die sie gerne essen. Generell gilt bei Bürojobs ohnehin: **Mehr Bewegung**! Gehen Sie doch in der Mittagspause für einen ausgiebigen Spaziergang an die frische Luft – das beugt Kopfschmerzen vor und gibt Ihnen Kraft für den restlichen Tag.

Auch zu beachten sind **geschlechtsspezifische Unterschiede:** Frauen können aufgrund der Ernährungsumstellung auf besondere Schwierigkeiten stoßen. Oftmals berichten Probandinnen von Schlaflosigkeit, Stoffwechselstörungen und einer unregelmäßigen Periode. Grund hierfür sind hormonelle Schwankungen, die durch das Fasten ausgelöst werden können. Da die organischen und psychischen Funktionen des Körpers durch Hormone gesteuert werden, kann es während der Fastenperioden zu **Verschiebungen des hormonellen Gleichgewichtes** kommen. Wissenschaftlich fundierte Hinweise erklären, dass das Auslassen einer einzigen regelmäßigen Mahlzeit den weiblichen Körper in Alarmbereitschaft versetzt, um auf die veränderte Energiezufuhr zu reagieren.

Grund dafür ist das **Peptidhormon Kisspeptin.** Dieses Proteinmolekül sorgt dafür, dass Nervenzellen untereinander einfacher kommunizieren und ist bei Frauen in deutlich höherer Konzentration vorhanden als bei Männern. Es wirkt sehr empfindlich auf verschiedene Hormone (wie beispielsweise Insulin), die das Hunger- und Sättigungsgefühl regulieren. Dieser Sachverhalt erklärt ebenfalls, dass **Frauen über eine größere Empfindlichkeit gegenüber jeglicher Veränderung in ihrer Energiebilanz verfügen.**

Besonders dann, wenn Hormone im Frauenkörper „regieren", ist somit eine Fastenkur eher nicht zu empfehlen. Dies ist besonders bei einer **Schwangerschaft** der Fall. Denn während einer Schwangerschaft befindet sich der weibliche Körper ohnehin in einer Art „Ausnahmezustand" und mobilisiert jegliche Energie für den Schutz des heranwachsenden neuen Lebens. Daher ist hierbei unbedingt zu beachten, dass der Körper nun besonders auf Nährstoffe und einen guten Stoffwechsel angewiesen ist – und dies regelmäßig. Ärzte raten deshalb oftmals von einer Fastenkur während einer Schwangerschaft ab.

In der Regel nehmen Frauen weniger Proteine mit der Nahrung auf als Männer – und während einer Fastenperiode sinkt die Aufnahme noch einmal mehr. Da die Proteinversorgung wichtig für die Bildung von Aminosäuren ist, die wiederum für die Aktivierung der **Östrogenrezeptoren** sorgen, kann die Fastenperiode auch für eine verminderte Fruchtbarkeit sorgen. Da Östrogen jedoch nicht nur die Fruchtbarkeit zuständig ist, sondern im gesamten Körper an Rezeptoren andockt, wirkt sich ein Mangel auf die **gesamte Stoffwechselfunktion** aus. Kognition, Stimmung, Verdauung und Proteinumsatz können sich verändern.

Daher empfiehlt es sich für Frauen, das Vorhaben des Intervallfastens vor Beginn mit dem Arzt Ihres Vertrauens durchzusprechen. Sicherlich hat er einige Tipps für Sie und kann Sie medizinisch bewusst und gut beraten, falls Sie sich unsicher sein sollten. Generell steht einer Fastenkur aber nichts entgegen, sollten Sie sich sonst voller Gesundheit erfreuen.

4. Abnehmen und Fett verbrennen

Um wirkungsvoll abzunehmen und erfolgreich nachhaltig Fett verbrennen zu können, ist ein wenig theoretisches Grundwissen über die Stoffwechselprozesse des Körpers unabdingbar. Dabei ist das Wissen um die Fettverbrennung gar nicht so kompliziert, wie es vielleicht zu Beginn den Anschein erwecken mag. Mit ein wenig Geduld und Beobachtung kann man die Theorie sehr simpel auf den eigenen Abnehmprozess übertragen.

Generell benötigt der menschliche Organismus Energie, um den Tag erfolgreich durchzustehen. Bei sämtlichen Aktivitäten, selbst beim Atmen oder Schlafen, verbrauchen wir dabei Kalorien. Wie viel Kalorien man benötigt, ist dabei von Mensch zu Mensch individuell und von vielen Faktoren bestimmt. Wie ist die tägliche Bewegung? Was für einem Job gehe ich nach? Bewege ich mich sowieso viel, weil ich draußen arbeite oder sitze ich hauptsächlich am Schreibtisch? Welche Aktivitäten, wie zum Beispiel Gassi gehen, bringe ich sowieso schon im meinem Tagesablauf unter? Natürlich kann man sich seinen Verbrauch durch eine teure Analyse bei einem Sportmediziner auch genau bestimmen, einfacher kann man sich jedoch an Berechnungen orientieren, die zum Beispiel kostenfrei im Internet angeboten werden. Dort werden diese Fragen beantwortet, meist durch ein simples Ankreuzverfahren – man bekommt im Anschluss einen schon ziemlich guten Richtwert, an dem man sich orientieren kann.

Gehen wir einmal davon aus, Sie sind weiblich, 32 Jahre alt, sitzen viel im Büro, fahren viel mit dem Auto und gehen zweimal in der Woche eine halbe Stunde joggen. Berechnet Ihnen das Tool nun einen Tageskalorienverbrauch von 1.600 Kcal, haben wir unseren Anhaltspunkt, um unsere Ernährung anzuschauen. Generell gilt die Faustformel: Nehmen wir weniger Kalorien zu uns, als wir verbrauchen, nehmen wir ab. Je höher **dieses sogenannte Kaloriendefizit** ist, desto schneller verlieren wir an Gewicht. Aber: Hier gilt es aufzupassen, denn nehmen wir zu wenig Kalorien zu uns, dreht sich der Effekt ins Umgekehrte und der Körper beginnt gerade dann, Fett einzulagern. Getreu dem Motto „Ich nehme, was ich hier noch kriegen kann" lagert er die notwendigen Kalorien vorsichtshalber ein. Dies hat evolutionsbedingte Gründe, da der Mensch der Steinzeit überleben will und so lebensnotwendige Fettreserven aufbaut.

Aus diesem Grund empfehlen Sportexperten und Ärzte mit einem **moderaten Kaloriendefizit** anzufangen. Besonders, wenn man seine Kalorienzufuhr herunterfährt und seine sportliche Aktivität erhöht, fährt man in der ersten Zeit besonders gut mit dem Abnehmen. Beim oben genannten Beispiel würde die Dame mit einer Kalorienzufuhr von 1.100 Kcal täglich (Defizit 500 kcal) und der Verdoppelung ihrer Laufeinheiten schon nach sehr kurzer Zeit schnelle Erfolge wahrnehmen.

Nun ist es zudem natürlich noch von sehr hoher Wichtigkeit, welche Art von Kalorien wir zu uns nehmen. Dabei kommt es vor allem auf die Zusammensetzung von Fett, Kohlenhydrate und Eiweiß der Produkte an, die wir uns zunehmen. Für eine Abnehmphase ist zu empfehlen, die Kohlenhydrate stark zu reduzieren, Eiweiß zu erhöhen und die Fette dabei anzupassen. Hierbei gilt: Gesättigte Fettsäuren unbedingt vermeiden und auf ungesättigte Fette zurückgreifen. „Gute" Fettlieferanten sind zum Beispiel Fischsorten mit einem hohen Omega-3-Anteil, wie Lachs. Anderenfalls kann man durch Omega-3-Kapseln seine ungesättigten Fette extern zuführen.

Für das Intervallfasten ist nun noch eine andere **Botschaft von großer Bedeutung:** Das Kaloriendefizit muss nicht exakt über einen Tag erreicht werden. Auch wenn man über eine Woche in der Bilanz hinweg im Defizit ist, wird Fett abgebaut. Wenn Sie zudem in der Essensphase zwischen den Fastenintervallen Ihr Kaloriendefizit im Auge behalten und die Nährstoffverteilung beachten, werden Sie schnell großartige Erfolge erzielen.

Darüber hinaus empfiehlt es sich natürlich, die **sportliche Aktivität zu erhöhen.** Setzen Sie sich bitte hier keine unrealistischen Ziele. Wären Sie bisher eher weniger aktiv, sollten Sie weder einen Marathon anstreben noch das Alphatier im Fitnessstudio werden wollen. Beginnen Sie mit ganz vielen kleinen Bewegungen: Treppe laufen statt Fahrstuhl fahren, die Kiste Wasser tragen, statt im Einkaufswagen zu fahren, mit dem Fahrrad zur Arbeit oder zur Freundin fahren oder in der Mittagspause am Fluss spazieren gehen. Machen Sie mehr Erledigungen zu Fuß – und wenn Sie gerne laufen gehen möchten, besorgen Sie sich schöne Musik und beginnen Sie langsam. Das erste Ziel sollte sein, 10 Minuten am Stück durchlaufen zu können. Beginnen Sie auch hier mit Intervallen: erst eine halbe Minute laufen, eine Minute gehen, dann wieder eine halbe Minute laufen, dann wieder eine Minute gehen. Steigern Sie sich langsam und erwarten Sie zu Beginn keine Weltwunder von ihrer Kondition.

Zudem hat sich in den letzten Jahren das Verfahren etabliert, das Abnehmen und damit verbundene „Gutaussehen" nicht nur über das Gewicht zu definieren. Viel wichtiger ist der eigene **Körperfettanteil,** auch KFA genannt. Denn: Vor allem, wenn neben dem Abnehmprozess noch zusätzlich Kraftsport betrieben wird, bauen Sie Muskeln auf. Diese sind in der Regel schwerer als Fett – was zu einer Stagnation des Gewichtes führt. Daher seien Sie nicht enttäuscht, wenn auf der Waage die Pfunde erst einmal nicht mehr purzeln. Vertrauen Sie dann eher auf Ihr Spiegelbild und Ihr Aussehen. Den Körperfettanteil kann man anhand bestimmter Waagen bestimmen, die mit Hilfe von minimalen elektrischen Strömen den Widerstand in Ihrem Körper bestimmen und einen Wert auswerfen. Genauer ist jedoch das Verfahren der Körperfettzangen: Dabei bestimmen Sie an mehreren Hautfalten am Körper Ihren Körperfettanteil. Da dieses Verfahren jedoch eher eine Maßnahme beim „Detailtuning" Ihres Körpers darstellt, konzentrieren wir uns wieder auf die „Basics".

In der Verbindung Kaloriendefizit einhalten, sportliche Aktivität erhöhen und dabei das Intervallfasten zelebrieren, werden Sie relativ schnell gute Erfolge erzielen. Der körpereigene Stoffwechsel ist dabei individuell auf die Verfahren abzustimmen. Wie sie das erfolgreich umsetzen können, erfahren Sie im nächsten Kapitel.

5. Den eigenen Körperstoffwechsel beschleunigen

„Ich habe ja eh einen ganz schlechten Stoffwechsel!" – solche Aussagen hört man ziemlich oft, wenn es um das Abnehmen geht. Aber welche Auswirkungen auf unsere Gewichtsabnahme hat der Stoffwechsel wirklich? Oftmals wird der Begriff nämlich falsch verwendet – denn Stoffwechsel meint nicht dasselbe wie Verdauung.

Grundlegend betrachtet ist der Stoffwechsel (medizinisch auch Metabolismus genannt) das Prinzip aller lebenswichtigen Vorgänge im Körper. Somit werden unter **dem Begriff Stoffwechsel alle biochemischen Vorgänge** verstanden, die innerhalb unserer Zellen ablaufen. Die Bestandteile der Nährstoffe, die wir unserem Körper durch die Nahrungsaufnahme zuführen, werden innerhalb dieser Zellen „verstoffwechselt", das heißt, abgebaut, umgebaut und zu neuen Produkten aufgebaut.

Somit sorgt unser Körper eigentlich für sich selbst. Er nutzt zugeführte Nährstoffe, Vitamine, Mineralien und Spurenelemente – oder greift auf eingelagerte Reserven zurück. Das ist so auch bitter nötig, damit die Vielzahl lebensnotwendiger Vorgänge und Funktionen unseres Körpers ordnungsgemäß ablaufen. Die Steuerung des Stoffwechsels wird vor allem durch das Hormon- und Nervensystem gesteuert, unterliegt aber auch äußeren Einflüssen, wie beispielsweise der Temperatur oder der allgemeinen mentalen Verfassung.

Unser körpereigener Blutskreislauf hilft dem Stoffwechsel dann dabei, die notwendige Energie zu transportieren. Diese Energie, die der Körper zum Leben benötigt, erhält er über die zugeführten Nährstoffe. Die Makronährstoffe Kohlenhydrate, Fette und Eiweiße werden mit der Nahrung aufgenommen, die in Magen-

und Darmtrakt in ihre einzelnen Bestandteile zerlegt werden. Aus Kohlenhydraten werden Einfachzucker gezaubert, Eiweiße verwandeln sich in Aminosäuren, Fette werden zu Fettsäuren abgebaut, denn: Der Darm kann die Nährstoffe nur in zerlegter Form ins Blut überführen. Die Blutbahn verteilt diese Nährstoffe dann innerhalb des Körpers – **nach** der Verdauung.

Stellt man nun Überlegungen an, könnte man schnell zu dem Schluss kommen, dass eine gesteigerte Funktion des Stoffwechsels, eine angeregte Verarbeitung, beim Prozess des Abnehmens unterstützen könnte. **Grundlegend gilt definitiv: richtig und gesund abnehmen kann man nur, wenn es ebenfalls einen gesunden Stoffwechsel gibt.** Und ebenso gilt: je schneller der Stoffwechsel, desto *leichter fällt* das Abnehmen, da die Fettverbrennung gefördert wird.

Nachdem wir nun verstanden, wie die Botenstoffverteilung im Körper funktioniert, bleibt natürlich die spannende Frage: Was können wir denn nun effektiv tun, damit der Stoffwechsel seinen „Turboboost" bekommt und wir ihn positiv „triggern" können? Man mag es kaum glauben, weil das Prinzip relativ schwierig klingt: Es ist wirklich einfach!

Um unseren Stoffwechsel so richtig in Fahrt zu bringen, können wir schon mit ein paar simplen Tricks am Vollgas arbeiten. Diese Tipps erfordern keinerlei Anstrengung, es geht lediglich darum, ein paar grundlegende Voraussetzungen umzusetzen:

1. Wasser trinken

Dass Wasser trinken gesund ist, hört man oftmals an vielen Stellen, wenn es um Krankheiten, stressige Lebensphasen oder Ernährung geht. Aber warum ist das so? Und warum hilft es vor allem beim Stoffwechsel? **Vereinfacht gesagt können unsere Zellen dann besser arbeiten.** Umweltgifte, Stoffwechselgifte und andere

Schadstoffe werden aus dem Körper geschwemmt. Die sogenannte Verschlackung durch Gifte ist eine Fehlfunktion – daher ist zum Anregen des Stoffwechsels die Vermeidung von Gift- und Schlackeneinlagerungen der wichtigste Schritt. Mindestens zwei bis drei Liter Wasser am Tag sorgen schon dafür, dass der Körper „entschlackt" und somit der Stoffwechsel besser funktionieren kann.

2. Einfache sportliche Aktivitäten

Wie im vorherigen Kapitel schon beschrieben, hilft uns eine sportliche Aktivität nicht nur dabei abzunehmen, sondern auch den Stoffwechsel anzukurbeln. So mehr wir in Bewegung sind, umso mehr hat unser Körper damit zu tun, Nährstoffe zu verteilen. Das bedeutet, unser Stoffwechsel ist ebenso aktiver, umso aktiver wir selbst sind.

3. Schlafen

Schlaf soll helfen? Ja, natürlich. Denn Schlaf ist die wichtigste Regenerationsquelle für unseren Körper. Daher sollten Sie darauf achten, immer ausreichend Schlaf zu bekommen. Wer regelmäßig weniger als sieben Stunden schläft, hat automatisch **einen verlangsamten Stoffwechsel.** Und das bedingt genau das Gegenteil von dem, was wir eigentlich erreichen möchten: Ein Ungleichgewicht im Schlafhaushalt führt zu schnellerer Gewichtszunahme! Achten Sie daher (auch wenn Sie gerade nicht fasten wäre dies empfehlenswert) unbedingt darauf, dass Sie nachts zwischen 7 und 9 Stunden guten Schlaf bekommen. Gut meint in diesem Fall: Ohne Ablenkung wie Smartphone und Fernseher.

4. Essen zu regelmäßigen Zeiten

Nehmen Sie nun noch die Mahlzeiten zwischen den Fastenperioden immer zur fast exakten Tageszeit ein, bekommen Sie eine Regelmäßigkeit in Ihren

Stoffwechsel und bieten ihm so die optimale Voraussetzung, bestmöglich zu arbeiten. Denn: Auch der Stoffwechsel ist ein „Gewohnheitstier" und kann mit einer bestimmten Regelmäßigkeit viel effektiver arbeiten und somit Ihren Abnehmprozess effektiv unterstützen. Er kann die zugeführte Nahrung in bester Option verstoffwechseln und muss sich nicht ständig auf geänderte Rahmenbedingungen einstellen.

Der Stoffwechsel ist somit einer der **lebensnotwendigen Prozesse**, die der Körper braucht. Nehmen Sie ihn daher immer ernst – und nicht nur dann, wenn Sie abnehmen möchten!

6. Einflüsse auf den Muskelaufbau

Ein schon lange Zeitbestehender hartnäckiger Mythos in der Ernährungswissenschaft lautet: „Fasten und Diät verursacht immer einen Verlust von Muskelmasse." Aber stimmt das wirklich?

Leider muss an dieser Stelle noch einmal die Theorie herhalten, um diesem Sachverhalt auf den Grund zu gehen. Erst einmal ist richtig, dass ein **Muskel vor allem Eiweiß benötigt,** um zu wachsen – oder aber in einer Abnehmphase nicht abzubauen. Bodybuilder und Sportwissenschaftler empfehlen daher während einer Diät folgendes Prinzip: Kohlenhydrate runter, Eiweiß und gesunde Fett hoch. Das soll den Effekt haben, dass das Körperfett schmilzt und der Muskel trotzdem bestehen bleibt – weiteres Training vorausgesetzt.

Generell gilt jedoch: Proteine sind sehr gute Verbündete im Kampf gegen überflüssige Kilos. **Eiweißreiche Lebensmittel** wie Fisch und Geflügel, Hülsenfrüchten und fettarme Milchprodukte machen nicht nur lange satt, sondern halten auch Ihren Blutzuckerspiegel stabil. Heißhungerattacken beim Abnehmen gehören dadurch der Vergangenheit an.

Ein kritisches Problem, was sich jedoch erst bei wirklich extremem oder langem Fasten zeigt, ist der **sogenannte Eiweißkatabolismus.** Ist das in der Leber gespeicherte Glykogen („Leberstärke") aufgebraucht, wandelt der Körper Eiweiß in Glukose um. Dies geschieht nach und nach – wird dann kein zusätzliches Eiweiß mehr durch Nahrung zugeführt, greift der Körper auf die hauseigenen Eiweißspeicher, nämlich den Muskel, zurück.

Da Proteine jedoch langsam verdaut werden, ist eine längere **Versorgung der Muskeln durch das normal**

mit der Nahrung aufgenommene Eiweiß jedoch gewährleistet. Im Zuge einer normalen Fastenkur müssen Sie also nicht direkt befürchten, Ihre Muskelmasse aufzugeben. Sind Sie dagegen jedoch exzessiv und übertreiben Ihre Fasteneinheiten, kann es durchaus zu Proteinmangel innerhalb des Stoffwechselprozesses kommen – für einen normalen Abnehmprozess sind Sie aber in einer guten Bilanz.

7. Fazit

Dem Intervallfasten werden gegenüber anderen Diätformen jede Menge **positive Aspekte** nachgesagt - zu den maßgeblichen Vorteilen zählt vor allem die Flexibilität der Methoden bei der Integrationsfähigkeit in nahezu jeden Alltag. Mit relativ simplem Aufwand lässt sich schnell eine Anpassung der Ernährung umsetzen – mit einem gut geplanten Einstieg in das Intervallfasten ist dies fast problemlos möglich.

Des Weiteren lassen sich durch diese Form der Diät in relativ kurzen Zeiträumen schon sehr gute Ergebnisse erzielen, was den Bereich **des Gewichtsverlustes** betrifft. Passt die Ernährung an den fastenfreien Tagen, wird der Körper fast automatisch dazu gezwungen, die übrigen Fettspeicher als Energielieferanten „anzuzapfen".

Ebenso lassen sich deutliche **Verbesserungen der Blutzucker-Werte** wissenschaftlich feststellen. Mehrere Studien belegten, dass Fasten den Blutzucker um fast 12 Prozent senkt – auch der Insulinspiegel sank um fast 53 Prozent bei den Probanden. Dass Fasten gut für die Gesundheit ist, lässt sich ebenso an der Senkung der Risikofaktoren für Herzerkrankungen festmachen – der Spiegel des guten HDL-Cholesterins wurde beispielsweise dauerhaft erhöht.

Psychische Aspekte spielen ebenfalls eine große Rolle - viele Fasten-Begeisterte berichteten zumindest, dass sie sich fitter, leichter und wacher fühlten, seitdem sie den Verzicht übten. Ebenso soll die Konzentrationsfähigkeit eine deutliche positive Verbesserung erfahren. **Somit scheint es, als hätte Fasten eine positive Auswirkung sowohl auf das eigene Köperbefinden als auch auf die menschliche Psyche.**

Das Intervallfasten erhöht automatisch den Stoffwechsel, was besonders gut ist, um **überschüssiges Bauchfett nachhaltig zu verbrennen.** Gerade hier liegt oftmals die größte Hürde des Abnehmens – in der Region angelagerte Fette gelten als besonders hartnäckig und schädlich für die Gesundheit.

Neben positiven Effekten für den Gewichtsverlust ist vor allem **die Veränderung von Zellen** im Körper interessant: Intervallfasten kann dazu beitragen, Krebs zu verhindern und die Nebenwirkungen einer Chemotherapie zu lindern.

Die derzeit bekannten Nachteile wie Müdigkeit, Gereiztheit, Schlaflosigkeit und Heißhunger sind dagegen schon fast zu vernachlässigende Kritikpunkte – Frauen sollten dennoch aufgrund der möglichen hormonellen Veränderungen einen Arzt vor Fastenbeginn konsultieren, um auf Nummer sicher zu gehen. Ansonsten können **die Methoden des Intervallfastens nur empfohlen** werden – probieren Sie bitte aus, welche der drei Möglichkeiten für Sie die Richtige ist. Und mit etwas Geduld werden Sie schon bald große Erfolge erzielen.

8. Alternativen zum Intervallfasten

Das Intervallfasten hat sich zu einem neuen Trend entwickelt – dennoch ist Konzept des bewusst gewählten Verzichts nicht neu. Je nachdem, welches Ziel ein Mensch mit solch einer Kur verfolgt, gibt es verschiedene alternative Fastenkuren.

Die dabei radikalste Kur ist das sogenannte **Nullfasten.** Über einen längeren Zeitraum hinweg wird bei dieser Form keinerlei feste Nahrung zu sich genommen – ausschließlich kalorienarme Flüssigkeiten sind „erlaubt". Dadurch verliert der menschliche Körper schnell an Fettgewebe – aber auch Muskelmasse wird abgebaut, da die Reserven angegriffen werden müssen, um Energie bereitzustellen. Gesunde erwachsene Menschen können bis zu einem Monat ohne feste Nahrung auskommen. Dennoch ist diese Form der Diät aufgrund des Nährstoffmangels wohl eher als bedenklich einzustufen.

Entgegen dem Nullfasten sind beim **Saftfasten** zusätzlich zum Wasser auch Obst- und Gemüsesäfte erlaubt. Die als Heilkur geltende Diät soll dazu beitragen, den Stoffwechsel zu entlasten und das natürliche basische Gleichgewicht des Körpers wiederherzustellen. Diese Diät ist jedoch nicht auf eine Gewichtsreduktion ausgelegt, obwohl ein paar Kilo sicherlich als positiver Nebeneffekt verschwinden.

Bei der **Suppenkur** wird dreimal täglich Suppe zu sich genommen. Diese Art der Diät kann ebenso mit dem Null- oder Saftfasten kombiniert werden. Die zubereiteten Suppen müssen jedoch eine sämige bis flüssige Konsistenz haben – auch hier geht es darum, keine feste Nahrung zu sich zu nehmen.

Ein wenig fester geht's bei der **Milch-Semmel-Kur:** Das Prinzip baut darauf auf, altbackene Semmeln (Brötchen) zu essen. Jeder Bissen sollte dabei bis zu 40 Mal gekaut werden – ein halber Liter Milch pro Tag wird dazu empfohlen, maximal eine Woche ist das Ziel.

Das **Molke- oder Buttermilchfasten** stellt ebenfalls eine Form des Heilfastens dar. Hierbei wird ein Liter Molke über den Tag auf fünf Mahlzeiten verteilt. Molke entsteht bei der Herstellung von Käse und Quark als Nebenprodukt. Molke ist reich an hochwertigen Proteinen, Eiweiß und Kalzium – ist aber von Experten nicht empfohlen, da es beim „Entschlacken" ja hauptsächlich darum geht, den Körper von Giftstoffen zu befreien. Und da Milchzucker durch Laktoseintoleranz auslösen kann, ist die Form des Fastens eher unproduktiv für die Gesundheit des Körpers.

Bonus: Die 5 besten und gesündesten Intervallfasten-Rezepte

Wichtig sind beim Intervallfasten die Zeiten, in denen man „schlemmen" darf, auf eine gesunde Art und Weise umzusetzen. Dabei kann man auf mehrere einfache und leckere Rezepte zurückgreifen, um wertvolle Nährstoffe zuzuführen. Anhand einiger kleiner Beispiele können Sie sich in der Variation frei ausprobieren.

1. Gemüsebrühe als Fastentrunk

1. In einem großem Topf 200 g braune Champignons in 1 EL Olivenöl andünsten.

2. 1 Bund fein gewürfeltes Suppengemüse (500 g), 200 g gehackte Tomaten, 1 geviertelte Zwiebel, 1 Knoblauchzehe, 4 Petersilienstiele, 3 Pimentkörner, 1/2 TL schwarze Pfefferkörner, 1 EL getrocknete italienische Kräuter und 2 Lorbeerblätter zugeben und mit den Pilzen vermischen.

3. Gemüse mit 3—3,5 Liter Wasser bedecken und im offenen Topf aufkochen. Bei mittlerer Hitze ca. 50 Minuten kochen.

4. Gemüsebrühe durch ein feines Sieb gießen, Gemüsereste etwas ausdrücken und zur Seite stellen. Gemüsebrühe im offenen Topf etwa auf die Hälfte einkochen lassen.

5. Heiße Brühe mit Meersalz abschmecken, in saubere Schraub- oder Twist-off-Gläser füllen und sofort verschließen. Kalte Brühe im Kühlschrank (ca. 5 Tage) oder Tiefkühler aufbewahren.

Pro Glas ca. 20 kcal, ED 0,1, E 0 g, F 2 g, KH 0 g, Ballaststoffe 0 g.

2. Gefüllte Paprika mit Hähnchen

Zutaten für vier Portionen:

4	Paprikaschoten, rot
400 g	Hähnchen (Minischnitzel oder Hähnchenbrustfilet)
300 g	Karotten
1	Zwiebel, rot
1	Zwiebel
1 EL	Tomatenmark
1 EL	italienische Kräuter
1 TL	Salz
n. B.	Pfeffer
1 Packung	Mozzarella, light
1 EL	Olivenöl

Zubereitung:

Die Deckel der Paprikaschoten abschneiden, das innere Kerngehäuse entnehmen und die Schoten waschen. Das Hähnchen in ganz kleine Würfel schneiden. In einer Pfanne das Olivenöl erhitzen und das Hähnchen scharf braten, bis es durch ist.

In der Zwischenzeit die Karotten und Zwiebeln schälen und in kleine Würfel schneiden. Nach Belieben kann das natürlich mit Knoblauch verfeinert werden. Wenn das Hähnchenfleisch gar ist, die Zwiebeln hinzufügen und mitbraten, bis sie glasig sind. Danach die Karotten hinzugeben. Das Tomatenmark hinzugeben und mit den Kräutern, Salz und Pfeffer zusammen verrühren. Etwas braten lassen. Den Mozzarella in der Zeit in kleine Würfel schneiden. Dann hinzugeben und 2 Minuten mitbraten, bis er etwas schmilzt.

Jetzt die Masse in die 4 Paprikaschoten füllen, diese in eine Auflaufform geben und für 20 Minuten bei 200 Grad auf mittlerer Schiene backen.

230 Kcal pro Portion.

3. Eier-Speck-Frühstücks-Muffins

Zutaten für vier Portionen:

300 g	Frühstücksspeck (Bacon)
6	kleine Eier
n. B.	italienische Kräuter, getrocknet oder frisch
	Salz und Pfeffer
n. B.	Cheddarkäse, gerieben oder anderen Käse nach Wahl

Zubereitung:

In eine Pfanne ein wenig Öl geben und den Bacon auf mittlerer Hitze kurz von beiden Seiten leicht erhitzen. Den Bacon nach 2 - 3 Minuten aus der Pfanne nehmen und auf Küchenpapier legen. Er sollte noch flexibel und eher roh sein.

Mit dem Bacon 6 eingeölte Muffinformen auskleiden. In jede ausgekleidete Muffinform wird je ein Ei geschlagen, mit Salz, Pfeffer und italienischen Kräutern gewürzt und etwas geriebener Cheddarkäse über das Ei gegeben.

Das Blech kommt in den auf 200 - 220°C (Ober-/Unterhitze) vorgeheizten Ofen. Meist haben die Eier nach 11 Minuten Backzeit noch einen perfekt weichen Dotter.

4. Hackfleisch-Gemüse-Pfanne

Zutaten für drei Portionen:

250 g	Champignons
1 große	Paprikaschote, rot
1 große	Paprikaschote, gelb
1 kleine	Zucchini
500 g	Hackfleisch
1 große	Zwiebel
1 Zehe	Knoblauch
250 ml	heißes Wasser
1	Gemüsebrühwürfel für 500 ml Brühe
n. B.	Salz und Pfeffer

Zubereitung:

Aus 250 ml Wasser und dem Gemüsebrühwürfel eine konzentrierte Brühe herstellen. Das Gemüse putzen. Danach die Champignons in Scheiben und die Paprika und Zucchini in Würfel schneiden. Die Zwiebeln und den Knoblauch fein klein schneiden.

Etwas Öl in eine große Pfanne geben und das Hackfleisch gut anbraten. Danach die Zwiebeln und den Knoblauch hinzugeben und etwas mitbraten. Das Hackfleisch-Zwiebel-Knoblauch-Gemisch aus der Pfanne nehmen und die Champignons etwas anbraten. Dann die Paprika- und Zucchiniwürfel hinzugeben und mitbraten.

Als nächstes wird das Hackfleisch-Zwiebel-Knoblauch-Gemisch wieder hinzugegeben und das Ganze mit der konzentrierten Gemüsebrühe abgelöscht. Die Mischung unter gelegentlichem Umrühren köcheln lassen, bis die

Flüssigkeit verdampft ist. Danach mit Salz und Pfeffer abschmecken und genießen.

Durch das Fehlen von Reis, Nudeln oder sonstigen Kohlenhydraten ist die Pfanne perfekt als eiweißreiches Abendessen geeignet.

5. Linsen-Falafel

Zutaten für zwei Portionen:

1 EL	Butter
125 g	rote Linsen
250 ml	Wasser
1	Gemüsebrühwürfel
1	Zwiebel
1	Ei
2	Knoblauchzehen
3 EL	frische Petersilie (optional)
1 EL	frischer Koriander (optional)
2 EL	Mehl
1 TL	Paprikapulver
1 TL	gemahlener Kreuzkümmel

Zubereitung:

Die Linsen in der Butter schwenken und kurz anschwitzen. 1/4 Liter Wasser und den Gemüsebrühwürfel dazugeben und ca. 20 Minuten bei mittlerer Hitze zugedeckt kochen.

In der Zwischenzeit Zwiebel, Petersilie und Koriander hacken.

Sollten die Linsen nach 20 Minuten noch nicht zerfallen sein, kurz pürieren. Die Masse kurz abkühlen lassen und alle weiteren Zutaten hinzufügen. Aus der Masse kleine Küchlein formen. In einer Pfanne je nach Geschmack Öl erhitzen und die Falafel von jeder Seite ca. 2 Minuten braten. Schmeckt super mit gebratenem Gemüse und einem Dip.

Danksagung

Ohne die Unterstützung einer ganzen Reihe von Menschen wäre dieses Buch nicht möglich gewesen.

Zu aller erst danke ich meiner Familie, die, egal, was ich verfolge, immer hinter mir steht. Darunter zählen meine drei Schwestern, meine Eltern, mein Hund und noch viele andere tolle Menschen. Da ich so eine riesengroße Familie habe, erspare ich es mir an dieser Stelle, jeden Einzelnen aufzuzählen!

Weiterhin danke ich meinen verstorbenen Opa, der mir bestimmte Verhaltensweisen und Charaktereigenschaften, nähergebracht hat. Ohne Ihn wäre ich nicht derjenige, der ich jetzt bin.

Meiner Freundin bin ich unglaublich dankbar, dass sie mir jederzeit mit Rat & Tat zur Seite steht. Sie hält mir, wo es nur geht, den Rücken frei und motiviert mich an meinen Zielen zu arbeiten. Ich bin dankbar, dass Du mit mir diesen Weg gehst und mich stets unterstützt!

Außerdem bin ich einer Reihe von Mentoren & Coaches dankbar, von denen ich in puncto Persönlichkeitsentwicklung, Finanzen, Familie etc. lernen durfte. Durch Euch habe ich die Möglichkeit entdeckt, mein Wissen weiterzugeben und Menschen zu motivieren.

Impressum

sonstige Vervielfältigung, Übersetzung, Verbreitung und öffentliche Zugänglichmachung.

www.ingramcontent.com/pod-product-compliance
Lightning Source LLC
Chambersburg PA
CBHW051425250726
48655CB00003B/1245